DIETA PALEOLÍTICA COMPLETA PARA INICIANTES

ALIMENTOS PERMITIDOS E BENÉFICOS, ALIMENTOS PROIBIDOS, APRENDER O BÁSICO E A HISTÓRIA DESTE ESTILO DE ALIMENTAÇÃO

Jessy M. Brown

Tabela de Conteúdos

Introdução: Uma nova realidade

Quer queiramos quer não, a saúde da nossa sociedade é má e está a piorar.

À medida que a tecnologia continua a desenvolver-se, o mesmo acontece com a conveniência, e encomendar comida é literalmente tão simples como carregar num botão. Os dias em que você tinha que encontrar sua própria comida, muito menos dirigir até um restaurante para jantar, já lá vão.

Cozinhar o jantar parece cada vez menos atraente quando comparado com o conforto da comida e as escolhas entre restaurantes, serviços de catering, fast food e take-away.

De acordo com a Academia de Nutrição e Dietética, a diabetes é agora a sétima principal causa de morte só nos Estados Unidos.

O tipo 2 diabetes foi na ascensão devido às escolhas pobres do lifestyle, tais como demasiado alimento insalubre e demasiado pouco exercício. "Globalidade", um termo cunhado pela Organização Mundial da Saúde para descrever a epidemia global de obesidade, também é outro problema. Estes números continuam a aumentar, tal como os problemas de saúde e as doenças associadas.

À medida que os governos e as comunidades locais começam a sentir o impacto da obesidade, diabetes, hipertensão, etc., devido a más escolhas de estilo de vida, a consciência aumenta.

Os alimentos baratos e processados são tão fáceis de encontrar e sobrecarregam as prateleiras dos supermercados. Jogar fora trabalhos de mesa, longas viagens ou deslocamentos e eletrônicos na mistura, e nós fazemos um monte de sentar ao redor e muito pouco para queimar comida processada.

Os americanos gastaram cerca de 25% de sua renda líquida em alimentos há noventa anos, de acordo com um estudo da RAND sobre por que os americanos são tão gordos. Atualmente, gastamos menos de 1 bilhão de euros em construção.

dez por cento desse rendimento em comida. Mas não estamos a comer menos, estamos a comer mais, mais insalubres e mais baratos.

Mas talvez estejamos finalmente a ver

um ponto de viragem. Nos últimos três trimestres, a McDonalds experimentou um declínio geral de cerca de 3,3% nas vendas, o que pode ser indicativo de um menor consumo de fast food.

Com os meios de comunicação social que cobrem a epidemia da obesidade e a diminuição da saúde e da qualidade de vida, algumas pessoas começam a ver a luz. Documentários como o Fed Up estão expondo as preocupações dos fabricantes de alimentos que dependem apenas de benefícios e não de saúde, e como o açúcar adicionado é encontrado em mais de 80% dos alimentos dos supermercados.

Podemos estar muito longe de voltar aos "bons velhos tempos", onde o jantar era feito com o que havia no jardim e os alimentos processados eram quase desconhecidos. Mas a melhor coisa que podemos fazer é aprender por que as escolhas saudáveis são as melhores escolhas para a saúde e a qualidade de vida a longo prazo.

À medida que a tecnologia se desenvolve, as nossas opções continuarão a crescer. Ao sermos sábios, podemos ajudar a combater e travar esta epidemia crescente.

Assim hoje eu quero dar-lhe uma vista geral rápida para novatos de uma das mais melhores escolhas que você pode fazer a respeito da saúde total e de uma maneira natural de comer. A Dieta Paleo...Não se preocupe se você não sabe o que é, nos próximos momentos você vai descobrir porque ela tem sido uma das dietas mais comentadas dos últimos tempos.

Vamos mergulhar em...

O que é realmente a dieta paleolítica

Se você não sabe o que é ou nunca ouviu falar da dieta do Paleo, não se preocupe, neste primeiro capítulo vamos explorar exatamente o que é esta forma de comer.

Na sua essência, Paleo é muito mais um estilo de vida do que uma dieta. Um estilo de vida Paleo consiste em comer alimentos reais, integrais e naturais e evitar todos os alimentos processados.

A dieta moderna é exactamente isso, é moderna. Os humanos comiam ao estilo paleo-estilo desde o início dos tempos antes do início da revolução agrícola, onde começamos a comer grãos e alimentos à base de açúcar, bem como alimentos processados.

A idéia por trás do Paleo é eliminar os alimentos processados, produtos químicos, óleos vegetais e outras novas adições à dieta moderna que podem ser prejudiciais ao nosso estilo de vida, desde como nos movemos para os nossos níveis de energia até como nos sentimos todos os dias.

Durante todos aqueles anos que comemos Paleo, os humanos eram caçadores e coletores. Comiam carne e fruta como bagas quando estavam na época. O que também significava que se movimentavam muito e eram muito activos. Precisavam de ser fortes e capazes de sobreviver. Seus corpos foram condicionados a usar gordura eficientemente como combustível e energia, não como carboidratos.

Com o tempo, a agricultura surgiu e a dieta humana mudou drasticamente.

A Revolução Agrícola ocorreu há cerca de 10.000 anos e introduziu grãos, como trigo e pão, em nossa dieta.

A dieta moderna de hoje contém coisas como quantidades significativas de glúten. O glúten era inexistente no Paleolítico. Coisas como trigo, centeio, muitos cereais e cevada contêm glúten. Tem sido reconhecido que o glúten causa inflamação no intestino e tem sido dada atenção generalizada através de celebridades como Kelly Ripa, que pararam de tomar glúten.

Também foi teorizado (não provado) que o glúten pode desempenhar um papel no aumento do risco de alguns tipos de câncer, bem como de doenças cardíacas.

Outro ingrediente na dieta moderna que está relacionado com possíveis problemas de saúde é o das lectinas. As lectinas estão presentes nos grãos. Eles causam desgaste em nosso trato gastrointestinal, o que torna muito difícil de curar.

Não vamos esquecer o açúcar. O açúcar está em todo o lado hoje em dia. O açúcar tem de ser queimado, mas outro aspecto dos tempos modernos é o estilo de vida sedentário das pessoas.

Sentem-se todos. Sentam-se no trabalho, sentam-se no sofá para ver televisão, sentam-se nos seus computadores, sentam-se para verificar as redes sociais e mensagens de texto nos seus smartphones. As pessoas não se movem como antes e, portanto, não

queimam calorias como antes. Isto torna-
se um grande problema quando se fala de
consumo de açúcar.

No Paleolítico, os humanos eram
magros, fortes e em forma. Eles
mudaram-se, quase todo o dia, todos os
dias. Eles não cultivavam ou cultivavam
colheitas. Como mencionei antes, eles
caçavam e recolhiam. Eles seguiram a
refeição. Eles não se sentavam e jogavam
no seu Apple iStone Tablet. Se o fizessem,
morreriam à fome.

Assim, todo o açúcar que é consumido
na dieta moderna, que é ruim o suficiente,
não queima nem mesmo devido ao estilo
de vida sedentário. Isto significa picos de
energia e choques, e problemas de saúde
relacionados, como diabetes e problemas
de pressão arterial.

Um dos grandes mitos que a dieta Paleo ajudou a dissipar é a noção antiquada de que comer gordura faz você engordar.

Este foi um grande problema quando a mania dos hidratos de carbono começou nos anos oitenta e todos estavam obcecados com a quantidade de calorias de gordura que estavam a comer. Quase todos os alimentos existentes acabaram com uma versão com baixo teor de gordura ou sem gordura. Mas a maior parte dessa gordura foi substituída por açúcar!

A gordura é um nutriente crucial para a nossa saúde. A gordura dietética é necessária para um corpo óptimo, saudável e funcional. São todos os produtos químicos, conservantes e açúcar adicionados às nossas dietas que levam ao aumento de peso, problemas de saúde, problemas de energia e muito mais.

Que gorduras devo comer se quiser ser muito mais saudável?

O primeiro ponto a ter em mente é que nem todas as gorduras são iguais. O segundo ponto que vale a pena lembrar é que não se engorda a comer gordura. Na verdade, você deve consumir as gorduras certas para uma boa saúde. As gorduras fazem-no sentir-se feliz e dão-lhe uma série de benefícios, tais como reduzir o risco de cancro, aumentar o seu sistema imunitário e até mesmo ajudá-lo a perder peso.

Sim! Precisas de comer gordura para perder gordura... mas tens de comer as gorduras certas.

O problema nestes dias é que a maioria

das pessoas está consumindo gorduras insalubres que vêm de óleos hidrogenados. Muitas pessoas não sabem o quão insalubres são os óleos vegetais que consomem. Os óleos são comercializados como saudáveis e são produzidos a partir de alimentos naturais como soja, milho, etc.

Na verdade, os óleos que foram refinados ou hidrogenados são extremamente ruins para o corpo humano e causam muitos problemas de saúde.

A dieta paleo utiliza óleos em seu estado natural. Os óleos não são branqueados ou submetidos a processos químicos que os tornam prejudiciais. As gorduras usadas na dieta paleo não são apenas seguras, mas extremamente benéficas para o corpo.

Porque a dieta é pesada em carne, você começará uma boa parcela de gorduras animais em sua dieta. As pessoas em dietas paleo são encorajadas a obter carne alimentada com erva, porque até mesmo as empresas comerciais de alimentos alimentam o seu gado é prejudicial. O consumo de carnes alimentadas com erva garante que não lhe serão transmitidos quaisquer efeitos adversos.

As gorduras animais são perfeitamente boas. Os nossos antepassados comeram muita carne e os nossos corpos evoluíram ao longo do tempo para comer carne e manusear gordura animal. Tenha a certeza de que o seu nível de colesterol não irá disparar. Estudos têm demonstrado que o colesterol dietético não causa colesterol alto em humanos.

As causas reais do colesterol elevado

Os óleos hidrogenados são vendidos nas prateleiras dos supermercados. Gorduras insalubres encontradas em biscoitos, junk food, fast food, etc. Estes são os que causam níveis de colesterol insalubres. Não se preocupe! Como a dieta paleo não permite o consumo desses itens horríveis, você está seguro.

O óleo de coco é o óleo preferido na dieta Paleo. Assim como o azeite de oliva é um alimento básico na dieta mediterrânica, o óleo de coco é o óleo básico na dieta Paleo. Contém mais de 90% de gordura saturada e cada bit é bom para si. O óleo de coco é estável à temperatura ambiente e pode ser usado para cozinhar. Contém ácido láurico que é facilmente digerido e ajuda a fortalecer o sistema imunitário.

Outra gordura saudável observada na dieta paleo é o azeite. Este é um óleo muito saudável e ajuda a equilibrar os ácidos gordos ómega 3 e ómega 6 no organismo. Isto irá lubrificar as suas articulações e prevenir a inflamação no corpo.

Manteiga e ghee são outras gorduras que também são usadas para preparar pratos de paleio. Muitos dietas de pá mexem os ovos de manhã com manteiga derretida.

A manteiga não é um ingrediente estritamente paleo, mas tem muitos benefícios para a saúde. Por isso, se estiveres disposto a ser um pouco frouxo, podes incluir manteiga como parte da tua dieta. Tem muitos benefícios.

Estas são apenas algumas das gorduras da dieta paleo. Existem outras gorduras como o óleo de abacate, etc. O ponto que você deve tomar a partir deste artigo é que as gorduras na dieta paleo são perfeitamente saudáveis.

Você deve se preocupar mais com alimentos normais que são vendidos comercialmente. Estes são os maiores culpados pela maioria dos problemas de saúde da sociedade hoje em dia. Evite estes produtos insalubres e fique pálido. É realmente uma mudança de vida.

A dieta Paleo é conhecida como a dieta "homem das cavernas" porque é basicamente a dieta que você é convidado a comer. A dieta de Paleo consiste principalmente em carne, peixe, peru, frango, frutas, legumes e nozes.

Em geral, Eating Paleo elimina os aspectos negativos da dieta moderna, como o açúcar, gorduras trans e conservantes, enquanto nutre o seu corpo com vitaminas, minerais, proteínas e gorduras saudáveis, tais como ácidos graxos essenciais. Essencial como o teu corpo precisa delas! Percebes?

Bem, esse é um resumo básico do que é a dieta Paleo, na próxima parte vamos olhar para ir para a agricultura biológica e depois disso vamos olhar para os alimentos aprovados Paleo.

A importância dos alimentos 100% biológicos

Parte de ser um consumidor informado e consciente é estar ciente dos alimentos que você compra e seus benefícios e desvantagens para a saúde, especialmente se você está pensando em adotar a maneira Paleo de comer.

Buzzwords circulam no mundo da alimentação saudável tantas vezes que é difícil acompanhar o que é o quê e porquê, e "orgânico" certamente não é exceção.

Entre em sua mercearia diária típica e você provavelmente encontrará alguns corredores rotulados como "corredores de alimentos saudáveis" ou "corredores orgânicos". Soa muito bem, não soa?

As prateleiras estão cheias de itens rotulados como "natural", "cru", "germinado" e "orgânico". Os preços são um pouco altos, mas é o preço que se paga pela saúde, não é?

O termo "biológico" refere-se à forma como os produtos agrícolas são cultivados, cultivados, manuseados e transformados. O uso de fertilizantes naturais sobre produtos químicos e inseticidas naturais sobre sintéticos são duas maneiras pelas quais os alimentos podem ser cultivados e processados para serem considerados orgânicos. A carne que é considerada orgânica vem de animais que receberam alimentos orgânicos e não contém antibióticos, hormônios de crescimento ou medicamentos.

Rotulagem de alimentos biológicos

- 100% orgânico - completamente orgânico ou feito com todos os ingredientes orgânicos
- Orgânico - pelo menos 95% de ingredientes orgânicos
- Feito com ingredientes orgânicos - 70% ou mais de ingredientes orgânicos

É importante considerar o valor da compra de um determinado item em uma variedade orgânica. Só porque os custos orgânicos são mais elevados não significa necessariamente que valha a pena.

Organic.org tem uma lista de alimentos

que eles chamam de "dúzia suja", que contêm aqueles que têm o mais alto nível de pesticidas e são, portanto, melhor comprados orgânicos. Há também uma lista de uma dúzia de alimentos que você pode comprar inorganicamente ("menos contaminados"). Este guia é uma ótima referência para suas viagens ao supermercado.

> ### *Adicionar alimentos orgânicos à sua dieta paleolítica*

Agora que você entende o que significa orgânico, quais são algumas das razões pelas quais você deve começar a adicionar alimentos orgânicos às suas compras de supermercado se você seguir uma dieta Paleo?

-    Mais Nutritivo - Vitaminas, Minerais, Antioxidantes, Antioxidantes, Flavonóides

-    Mais Seguro - Sem pesticidas, geralmente sem OGMs

-    Puro - Sem intensificadores de sabor, conservantes, contaminantes

Enquanto muitos argumentam que o preço dos alimentos biológicos torna impossível pagar, existem formas de o fazer corresponder ao seu orçamento.

-    Fazer compras nos mercados locais de agricultores

-    Junte-se a uma cooperativa orgânica

-    Comprar directamente aos agricultores

-    Compra por atacado

-    Cresça o seu próprio

-    Loja Online

Aqueles que são fãs de alimentos orgânicos acreditam que é mais saudável e seguro consumir do que os alimentos não orgânicos ao seguir a dieta Paleo. Por outro lado, alguns argumentam que não há maneira de garantir que o que você está comprando é verdadeiramente orgânico, o principal fator é o consumo desses alimentos processados em excesso.

Se queres ser saudável... Deves consumir isto...

Comidas que você pode comer: (vamos tratar disso em um pouco mais de detalhe abaixo)

- Manteiga
- Ovos
- Peixe e marisco
- Fruta
- Ervas aromáticas e especiarias
- Carne
- Óleos naturais (abacate, coco, azeitona)
- Nozes (Sementes)
- Vegetais

➢ ***Alimentos que nunca deve comer (ou pelo menos reduzir o seu consumo)***

Grãos, grãos, grãos (cevada, centeio, trigo) - Entre outras coisas contêm glúten. Evitar grãos significa não comer pão ou massa.

Açúcares (inclui xarope de milho com alto teor de frutose) - Sem refrigerantes, bebidas de frutas, sorvetes, bolos, doces, etc. Os açúcares podem promover ganho de peso, causar diabetes, colisões energéticas e problemas de pressão arterial, entre outros problemas de saúde.

Leguminosas - Isto significa que não há feijões nem lentilhas.

Lacticínios - Afaste-se de todos os

produtos lácteos com baixo teor de gordura. Se não tiver dificuldade em digerir os produtos lácteos, pode não haver problema em consumir alguns produtos lácteos com elevado teor de gordura, tais como leite cru gordo e certos queijos, mas apenas em pequenas quantidades.

Óleos vegetais hidrogenados (canola, milho, semente de algodão, soja, girassol, etc.) - Estes óleos causam níveis insalubres de inflamação. E lembram-se dos ácidos gordos essenciais acima mencionados? Um dos maiores problemas actuais é a nossa ingestão desequilibrada de ácidos gordos ómega 6 em comparação com os ómega 3. Um factor importante nesta ingestão desequilibrada é o elevado teor de ácidos gordos Omega-6 nestes óleos.

Margarina - a margarina foi criada como

uma alternativa "saudável" à manteiga.
Acontece que a manteiga é a escolha mais
saudável. A maioria das margarinas
contém níveis elevados de gorduras trans
mortais.

Edulcorantes artificiais - coisas como
acessulfame de potássio, aspartame,
sacarina e sucralose devem ser evitadas
na dieta Paleo.

A obesidade é uma epidemia e muitos,
muitos problemas de saúde foram
associados à obesidade. A obesidade tem
sido associada a dietas altas em alimentos
processados, altas em carboidratos
processados e ingestão excessiva de
açúcar. Potenciais problemas de saúde
incluem doenças cardíacas, diabetes tipo
2, câncer e derrame.

Alimentos aprovados

Você se lembra da lista acima de alimentos aprovados? Estamos a falar de hambúrgueres, bife, porco, bisonte, cordeiro, pato, peru, frango e mais! Bacon, bebé! O mundo é melhor com bacon!

Alimentado com erva daninha, se puderes. Afinal de contas, a carne com muitos químicos adicionados frustra o propósito da dieta Paleo, não acha?

O marisco inclui peixes como salmão, truta, camarão, uma variedade de frutos do mar, arinca e muito mais.

Você pode comer muitos vegetais como

cenouras, brócolos, couve e tomate, bem como cebolas e pimentos.

Batata doce, batata doce, batata doce e batata cozida estão na lista de alimentos aprovados pelo Paleo. Isto também inclui nabos.

Sim aos ovos também - cozidos duramente, cozidos suaves, mexidos, mexidos, tortilla (basta adicionar alguns desses vegetais e até mesmo alguns da lista de carne, se é isso que você gosta.

As nozes e as sementes aprovadas que você pode comer são amêndoas, nozes, sementes de girassol, sementes de abóbora, avelãs, sementes de chia e nozes de macadâmia também.

Uma grande variedade de frutas pode

ser consumida quando você vai ao Paleo. Nesta lista encontram-se todos os tipos de bagas (morangos, mirtilos, amoras, etc.), maçãs, laranjas, mangas e peras. Isto também inclui os abacates, que são uma fantástica fonte de vitaminas, minerais e gorduras saudáveis que o seu corpo necessita.

Os óleos são uma parte importante da dieta do Paleo e incluem a azeitona, o coco e o abacate mencionados acima.

Finalmente, temos as nossas ervas e especiarias. Há algo aqui para que todos possam temperar a sua comida: sal marinho, alho, açafrão, hortelã, manjericão, alecrim e muitos outros podem fazer parte da sua dieta diária.

Na dieta Paleo ou na dieta "Caveman" você encontrará alimentos aprovados ligeiramente diferentes. Alguns dirão que não há problema em consumir certas coisas em quantidades limitadas. Isto inclui vinho tinto (a ciência diz que o vinho tinto tem uma variedade de benefícios para a saúde), chocolate quente com chocolate preto e certos chás, como o chá verde, que está cheio de antioxidantes poderosos que têm muitos benefícios para a saúde.

Os entusiastas do Hardcore Paleo dir-lhe-ão para ir à agricultura biológica o mais frequentemente possível, comer apenas carne alimentada com erva e comer peixe selvagem sustentável capturado. Se conseguires fazer isto, óptimo, mas se não conseguires, não deixes que isso te impeça.

Seguir a dieta Paleo fará maravilhas para você, mesmo que você não vá ao hardcore orgânico todo o caminho. Faça o que puder.

Que exercícios fazer durante a dieta paleolítica?

Exercício e nutrição andam de mãos dadas. Se você está indo para abraçar o estilo de vida Paleo, você realmente deve considerar um regime de exercício também. Não tem que ser louco, como um programa de treinamento do peso de um bodybuilder profissional ou o treinamento de um atleta de nível elevado.

Na verdade, se tudo o que consegues reunir é uma caminhada de 30 minutos todos os dias, isso é um grande problema. Um dos maiores problemas da vida moderna é o quão sedentários somos hoje. Muitas pessoas sentam-se em uma mesa o dia todo e depois sentam-se no sofá à noite, geralmente com um smartphone, tablet ou laptop, participando de sites de mídia social.

Por isso, se conseguires andar todos os dias durante meia hora, bom para ti! Continua assim!

Se você quer um pouco mais, mas é uma daquelas pessoas com quem você realmente luta para manter seus exercícios, esqueça os complicados programas de exercícios múltiplos.

Comece por se concentrar em fazer dos exercícios um hábito para que se tornem parte da sua rotina de vida. E a forma mais fácil de o fazer não é apenas fazer exercício logo de manhã, mas tornar o exercício incrivelmente simples.

Como é que o tornas tão simples que

nunca faltas a um treino? Calma! Assim que saíres da cama, começa a fazer exercício! Isto pode ser tão simples como um exercício.

Aqui estão alguns exemplos. (Veja demonstrações de exercícios no Youtube se você não tem certeza)

Se você não puder fazer 50 intervalos retos, faça intervalos quando precisar e mantenha um registro de quanto tempo leva para completar os 50 e tente bater esse valor na próxima vez que fizer isso. Ou investir e fazer.

O peso corporal é agachado durante 7 minutos, descansando quando necessário e mantendo um registo de quantas vezes se agacham. Da próxima vez, tente fazer mais nesses 7 minutos.

Você pode fazer um exercício diferente a cada dia durante uma semana e depois repeti-lo.

Talvez assim:

✓ Segunda-feira: agachamento do peso corporal
✓ Terça-feira: Push Ups
✓ Quarta-feira: Burpees
✓ Quinta-feira: Saltos
✓ Sexta-feira: mais saltos
✓ Sábado: Saltar corda
✓ Domingo: descanso dominical

Modifique os exercícios de acordo com as suas necessidades. Se você tiver problemas de joelho ou estiver severamente acima do peso ou fora de forma, arrotos e saltos podem não ser para você. Isso é muito bom. Faça agachamentos normais em vez de bolhas. Faça saltos regulares em vez de saltos.

Ela não é suficientemente forte para as flexões? Fá-lo de joelhos. Ou faça-o numa parede, com os pés a alguns metros de distância, para que tenha de se encostar à parede.

Se as flexões forem muito fáceis, faça uma versão mais difícil, como flexões explosivas, flexões de gonorréia ou flexões de aranha.

Depois de o ter feito durante algumas semanas e de o exercício se tornar normal de manhã, pode começar a fazer várias rotinas de exercício.

Outra opção seria marcar uma consulta

consigo mesmo. Em vez de ter um treino agendado para terça-feira, deve ter uma marcação de exercício consigo mesmo na terça-feira às 18 horas. Será muito mais provável que mantenha este compromisso

A dieta paleolítica é adequada para a minha família?

Se você é alguém que está pensando em começar um plano de alimentação do Paleo e gostaria que toda a família se juntasse à diversão, mas você não sabe se é a coisa certa a fazer ou não, então você não está sozinho.

Esta pergunta foi feita muitas vezes e neste capítulo vamos tentar navegar através dela.

Primeiro, antes de se aproximar de sua família e tentar convencê-los a seguir uma dieta paleo, há algumas coisas para ter em mente. Em primeiro lugar, como dissemos, a dieta paleo não é uma dieta fácil. Há muitas restrições, tais como não consumir açúcar, alimentos processados, aditivos artificiais, etc.

Segundo, não é apenas uma dieta. É tudo uma mudança de estilo de vida. Você não será capaz de ir a uma festa ou reunião e comer o que quiser, porque não há muitas pessoas que preparam a comida de acordo com as exigências do palácio. Mesmo restaurantes e refeições caras; os estabelecimentos não serão capazes de preparar alimentos paleograficamente. Isso basicamente significa que terás de trazer a tua própria comida para uma festa.

Em terceiro lugar, a maioria dos alimentos de conforto são excluídos da dieta Paleo simplesmente porque contêm açúcar, produtos lácteos, ou algum ingrediente que não é permitido na dieta Paleo.

Então, como você vai convencer seu cônjuge e filhos a parar de comer seus alimentos favoritos e comer como homens das cavernas?

O próprio processo pode parecer que você está em uma convenção da ONU tentando fazer com que países opostos assinem um acordo multilateral.

A melhor maneira de o fazer seria fazê-lo por fases. Não tentes passar de zero para um paleio herói de um dia para o outro. Sim, é benéfico e sim, é uma excelente ideia... mas terá de dar tempo à sua família para se adaptar, adaptar e assimilar.

Nas fases iniciais, faça de uma refeição uma refeição paleo. Pode ser o pequeno-almoço. Descarte cereais açucarados e leite. Substitua por bacon frito em óleo de coco, ovos mexidos e um copo de suco de frutas frescas. Obtenha um livro de receitas cheio de receitas deliciosas e tente seus membros da família com saborosos alimentos paleo.

A chave é fazê-los sentir que não estão sacrificando comida deliciosa por uma dieta paleo. Sua excitação e interesse, embora contagioso, pode não ser suficiente para convencer sua família a ficar fora daquela banheira de sorvete de macadâmia.

Além disso, tente não dar palestras demais e não fique em um pedestal do palácio e sacuda a cabeça em suas escolhas de alimentos pobres. Faça exercícios de tolerância e coloque-os lentamente ao seu lado.

Claro que a sua família pode dizer: "Sim! Vamos fazer a dieta paleo e comer fígado de vitela esta noite".... muito improvável, mas se isso acontecer, bom para você.

Caso contrário, siga o conselho acima.

É uma ideia fantástica para colocar a sua família na dieta paleo porque é muito saudável. Você será menos propenso a obesidade, alergias, dores e dores, etc. A longo prazo, toda a sua família irá beneficiar da dieta paleo.

Portanto, vale a pena persegui-lo e persuadi-lo. Ter tolerância ou seu cônjuge pode divorciar-se de você e permitir que você tenha plena custódia das pernas de frango e cauda de bisonte que estão felizes sentados no freezer.

A chave para convencê-los será tornar-se um excelente cozinheiro. Invista em um bom livro de receitas paleo e aperfeiçoar suas habilidades culinárias. Concentra-te nas sobremesas. A maioria das pessoas acha extremamente difícil parar de comer alimentos doces.

Não utilize a dieta Paleo como muleta para cozinhar pratos desagradáveis. É perfeitamente possível preparar deliciosos pratos de paladar. Assim que conseguires fazer isso, é metade da batalha ganha.

Trabalha em ti e.... depois na tua família. Há muitas famílias na dieta paleolítica. Este objectivo está ao nosso alcance

Conclusão

Parabéns por chegar ao fim deste guia da Dieta Paleolítica.

Vais ficar surpreendido ao saber que a maioria das pessoas que começam algo nunca o completa. Se você chegou até aqui, você está definitivamente interessado na maneira de comer do Paleo e em todos os benefícios que ele oferece.

A melhor coisa que você pode fazer é obter autorização do seu médico e iniciar um programa Paleo.

Leve o seu tempo e progresso ao seu próprio ritmo. Isto não é uma corrida. Quanto mais o fizeres, melhor o farás e mais saudável serás. É tudo uma questão de tempo e prática.

Nesta última parte veremos os passos práticos para iniciar um estilo de vida paleo a partir de hoje.

Entenda o que você deve ou não fazer para comer e o que você não deve comer:

- ***Coma:*** Nozes, legumes, frutas, ovos, carnes orgânicas e gramíneas, óleos saudáveis (coco, abacate, azeitona, etc.), peixe e frutos do mar.

- ***Não comer:*** Alimentos processados, alimentos lácteos (manteiga, iogurte, queijo, leite), grãos de cereais, legumes (feijão, ervilhas), amendoim e manteiga de amendoim, açúcar refinado, batatas, óleos vegetais refinados, doces, adoçantes artificiais, vegetais amiláceos (batatas, inhames, etc.).

Fá-lo a longo prazo:

Resultados duradouros acontecem quando você se apega a algo permanentemente. Isso não significa que de vez em quando não te encontres a beber um copo de leite com um Oreo. Mas entrar em uma mudança de dieta com a mentalidade de que as mudanças são permanentes e duradouras é a chave para o sucesso.

Lembra-te, isto não é uma corrida. Pode levar algum tempo para lembrar quais os alimentos a incorporar e quais os alimentos a desistir.

Limpa a tua cozinha:

Vamos enfrentá-lo. A caixa de bolachas no teu armário não vai voar para o mundo do Paleo. Mas se eles estiverem lá, provavelmente vais comê-los. O mesmo se aplica à manteiga, amendoins, batatas. Para evitar tentações toda vez que você abrir a porta do armário, você vai ter que jogar fora algumas dessas coisas. Dê-o a um vizinho, a um amigo, ou ao banco de alimentos local.

Certifica-te de que entendes o raciocínio dele:

Muitas vezes lemos sobre uma nova dieta ou exercício e estamos tão entusiasmados que só queremos mergulhar porque o nome soa fantástico! Mas para manter nossa motivação de longo prazo, é importante entender por que você está escolhendo começar algo.

Você está mergulhando no Paleo porque seu amigo fez isso, porque você quer se sentir melhor ou porque você quer perder peso? Seja qual for o teu raciocínio, certifica-te que é aquele em que realmente acreditas.

➢ *Praticar o perdão*

Para além do facto de se tratar de uma regra geral impressionante para a vida, recorda-nos que não somos perfeitos. De vez em quando nós podemos querer um presente (leia: algo que não está na lista de "comer" do Paleo).

Algumas pessoas podem tratar de vez em quando - algumas o fazem de forma programada, outras à medida que a vida se livra das coisas. Apesar de tudo, não te castigues por "escorregares". Afinal de contas, somos humanos!

➤ *Faça seu dever de casa*

Se você é um viciado em restaurantes e está chorando pela simples idéia de desistir de sua diversão de sexta à noite, espere um minuto. Confira os menus dos lugares que você freqüenta e veja como você pode fazer escolhas alimentares que atendam às "exigências" do Paleo. Ou, se há um prato sem o qual não se pode viver, planeie fazer batota no restaurante que o serve.

Tomar a decisão de viver uma vida mais saudável é impressionante e admirável, quer o Paleo acabe por ser o caminho para si ou não. Ao comer a comida que os nossos antepassados comeram, em vez de encher os nossos estômagos com tudo o que carregavam, podemos ter a certeza de que estamos num caminho de vidas mais saudáveis e felizes.

"Deixa que a comida seja o teu remédio, e que a tua comida seja a tua comida."

- Hipócrates

Agora sim, desejo-lhe o melhor em seus resultados, e lembre-se, tudo é prático; teoria sem ação não tem utilidade para você. Traz tudo o que se aprende para a vida real.

Um grande abraço, o teu amigo Jessy!

Pela maneira, quando você alcança seus resultados pouco a pouco, eu recomendo-o altamente, se você quiser aprender muito mais sobre métodos de perder o peso, meu livro, em "COMO FAZER O DIET CETOGÊNICO SEM PARAR DE COMER", é um livro que eu sou certo lhe ajude muito em sua maneira à "saúde boa". Sem mais delongas, você pode encontrá-lo no motor de busca da Amazônia, como: "como fazer a dieta cetogênica sem parar de comer" ou procurar meu nome, como: "Jessy M. Brown"... Mais uma vez, desejo-lhe sucesso nos seus resultados!